PUBLICATIONS DU *PROGRÈS MÉDICAL*

UN CAS D'ATAXIE HÉRÉDITAIRE

PAR

Le Dr DESCROIZILLES

PARIS

AUX BUREAUX DU
PROGRÈS MÉDICAL
14, rue des Carmes, 14.

A. DELAHAYE & E. LECROSNIER
ÉDITEURS
Place de l'École de Médecine.

1886

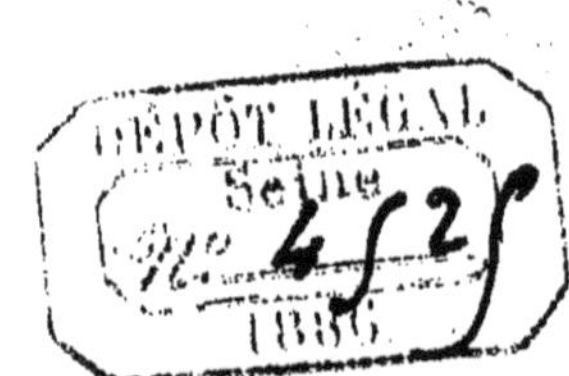

UN

CAS D'ATAXIE HÉRÉDITAIRE

Le 27 mai 1884 on fit entrer, au n° 4 de ma salle Saint-Augustin, le nommé Dav... Alfred, âgé de 6 ans et demi. C'était un enfant bien constitué, de stature moyenne, de physionomie douce et symétrique. Il ne présentait aucune difformité apparente, mais on s'aperçut bien vite qu'il se tenait debout difficilement et marchait d'une façon singulière, qu'en outre il ne parlait presque pas. Nous manquions tout d'abord de renseignements sur son compte ; mais il nous fut possible, par la suite, de faire venir en notre présence, à différentes reprises, les parents de ce petit garçon, et d'obtenir los informations dont nous ne pouvions nous passer. Voici ce qu'on nous apprit relativement aux antécédents de famille, et relativement au passé du malade lui-même.

Le père du jeune Dav..., homme de peine aux halles, jouissait d'une certaine aisance relative, il déclarait n'avoir jamais eu la syphilis et être resté de tout temps étranger aux habitudes alcooliques ; chez sa femme on ne découvrit aucune trace d'affection spécifique. D'une bonne santé habituelle, elle s'exprimait en bons termes, mais avec peu de précision et de façon à prouver que son intellect manquait de netteté. On nous affirma qu'on ne connaissait dans les ascendants directs ou dans les collatéraux, soit du côté paternel, soit du côté maternel, aucun cas de folie ou d'affection nerveuse. Alfred Dav... était l'aîné de trois enfants dont le second, petite fille âgée de quatre ans, commençait seulement à parler depuis peu de mois, et avait paru, pendant longtemps, être fort arriérée au point de vue intellectuel et dont le troisième, garçon de trois ans, se développait régulièrement sous tous les rapports.

Notre malade, né à Saint-Pierre-les-Calais, dans de bonnes conditions, fut allaité par sa mère, jusqu'à l'âge d'un an, puis sevré sans difficultés; la dentition se fit chez lui naturellement et aux époques normales; il commença à marcher et à parler vers le treizième ou le quatorzième mois de son existence. Il atteignait la fin de sa seconde année, lorsqu'il tomba d'une petite chaise sur laquelle il était assis et dont la hauteur ne dépassait pas quinze ou vingt centimètres. Peu de temps après cet accident, on remarqua qu'il ne marchait plus comme les enfants de son âge et presque à la même époque on s'aperçut qu'il ne parlait plus aussi clairement qu'il l'avait fait de prime abord. L'embarras de la parole et les troubles de la locomotion s'accentuèrent ensuite de plus en plus et les progrès de l'intelligence parurent être complètement enrayés. Plus de quatre années s'écoulèrent sans que le petit garçon fut atteint d'aucune maladie aiguë et, si l'on fait abstraction de ce qui concernait les fonctions du mouvement, on peut dire que son développement physique s'accomplit avec une régularité absolue, tandis que son perfectionnement intellectuel et moral subissait un arrêt complet. Aussi ses parents s'habituèrent-ils peu à peu à le considérer comme un être frappé d'imbécillité incurable et finirent-ils par se décider à venir chercher à l'hôpital les soins qu'ils ne pouvaient plus lui donner chez eux.

En examinant Dav... après son entrée dans mon service, le 28 mai, je m'assurai que rien, dans son faciès, n'indiquait que l'intelligence fut aussi défectueuse qu'elle paraissait l'être tout d'abord. Sa figure, en effet, était régulière et souriante, sans manquer d'expression. Les pupilles, faiblement dilatées et pareilles l'une à l'autre, ne se contractaient que faiblement à l'approche d'une bougie allumée ; on constatait un nystagmus oculaire et palpébral bien prononcé. Les lèvres, en s'entr'ouvrant, laissaient voir des dents assez bien rangées et les mâchoires s'écartaient l'une de l'autre sans difficulté. Le jeune malade n'opposa aucune résistance à notre examen, il se laissa regarder sans grimaces et sans cris. Lorsqu'on lui adressait une question il cherchait à formuler une réponse et prouvait ainsi qu'il suivait notre interrogatoire ; mais on s'apercevait très promptement qu'il ne pouvait exprimer nettement sa pensée. Si on lui demandait quel était son âge, il répondait : *deux ans;* mais en prononçant seulement ces deux mots avec hésitation et d'une façon saccadée. Il comptait avec beaucoup de difficulté jusqu'à quinze en passant plusieurs chiffres. Il articulait fort mal chacune de ses paroles et pouvait à peine dire son nom et son prénom. En portant notre attention sur le fonctionnement des organes locomoteurs, nous observions, à ce point de vue, des désordres remarquables. Le malade exécutait assez bien, avec ses mains et ses avant-bras, quelques-uns des mouvements qu'on lui prescrivait, mais lorsqu'on l'abandonnait à lui-même, on voyait survenir dans les deux membres supérieurs un tremblement fort accentué, dès qu'il tentait de les écarter de leur point d'appui.

Cette trémulation, aussi forte d'un côté que de l'autre, n'existait pas lorsque les deux mains reposaient sur le matelas ; mais elle se reproduisait aussitôt qu'un déplacement était tenté. On observait alors une série d'oscillations à peu près égales les unes aux autres en étendue, et dirigées dans le sens antéro-postérieur plutôt que latéralement ; elles devenaient plus fortes dès qu'il s'agissait de prendre un objet. Cependant le petit

Dav... parvenait à porter un gobelet à sa bouche sans renverser son contenu, mais il ne savait pas manger tout seul. Dans l'attitude horizontale les membres inférieurs restaient immobiles; si l'un des pieds s'éloignait du lit, le déplacement se faisait lentement et avec peine. Le petit garçon arrivait difficilement à toucher avec la pointe de son pied ce qu'on lui présentait à une petite distance, et la difficulté augmentait encore lorsqu'au lieu de porter la pointe du pied directement en haut, il fallait en même temps exécuter un mouvement en dedans ou en dehors.

Si l'on faisait lever l'enfant, il ne pouvait rester dans l'attitude verticale qu'en écartant les jambes l'une de l'autre et, même en employant cet artifice, il était à peu près hors d'état de demeurer immobile. Ne se sentant plus en équilibre, il s'inclinait immédiatement en avant ou en arrière, ou cherchait promptement à s'appuyer sur tout ce qui se trouvait à sa portée. Il n'opposait aucune résistance efficace aux tentatives faites pour fléchir ses jambes sur ses cuisses.

Lorsqu'il marchait il s'avançait avec raideur, en plaçant ses pieds à douze ou quinze centimètres l'un de l'autre et en les élevant à très peu de distance au-dessus du sol. Il pouvait soulever sur son dos un petit camarade à peu près de son âge, tant qu'il tenait les yeux ouverts, mais seulement pendant quelques secondes, et il ne faisait guère que cinq ou six pas quand il était ainsi chargé. Une pression très modérée sur ses épaules l'obligeait instantanément à fléchir les jambes sur les cuisses et il eût été très facile de le renverser, car il chancelait et paraissait prêt à tomber en avant dès qu'on le soumettait à un léger choc sur la partie postérieure de son individu. Quand on ne lui permettait plus de se servir de ses yeux, en plaçant devant eux une main ou un mouchoir, il perdait toute confiance et cherchait des appuis à gauche et à droite. N'osant plus s'avancer, il s'affaissait rapidement sur lui-même, si ses membres supérieurs ne rencontraient aucun objet fixe qu'ils pussent saisir. Il n'y avait chez lui ni anesthésie, ni analgésie complètes, mais la sensibilité était obtuse sur toute la surface du corps.

L'examen des organes thoraciques ne fit découvrir rien d'anormal ni du côté des poumons, ni du côté du cœur. L'enfant ne manquait pas d'appétit et la déglutition se faisait sans difficulté, pourvu que les aliments fussent coupés en petits morceaux. Habituellement constipé, il laissait parfois involontairement échapper les matières fécales et les urines. Il dormait d'habitude tranquillement pendant toute la nuit; mais on signala cependant chez lui, à différentes époques, de l'agitation nocturne et une insomnie presque complète.

L'état constaté à la fin de mai 1884 persista pendant les mois suivants avec très peu de variations. Le jeune sujet, toujours pacifique et silencieux, se tenait de préférence dans l'attitude horizontale, maigrissait légèrement et paraissait s'affaiblir plutôt que se fortifier. Aucun progrès dans la locomotion, aucun changement favorable dans l'articulation des sons ne fut constaté. En juillet, une éruption de varicelle survint sans exercer d'influence bonne ou mauvaise sur la santé générale. A plusieurs reprises, on essaya de faire lever l'enfant et de le tenir habillé en dehors de son lit pendant plusieurs heures de suite ; mais ces tentatives semblèrent le fatiguer et lui être désagréables ; il n'éprouvait de bien-être que dans le décubitus dorsal. La médication fut insignifiante pendant toute cette période : on chercha de temps à autre à calmer, avec de petites doses de bromure potassique, un peu d'agitation observée surtout durant la nuit. J'administrai aussi l'iodure de potassium pendant plusieurs semaines, mais sans constater de résultat.

Aucune amélioration ne se produisit pendant l'hiver ; le petit malade le passa entièrement dans mon service et presque sans quitter son lit, car la station verticale le lassait visiblement et l'incoordination des mouvements, lorsqu'il marchait, s'accentuait de plus en plus. L'amaigrissement constaté pendant l'été ne fit pas de progrès et la santé générale restait aussi bonne, à la fin du premier trimestre de 1885, que huit ou dix mois plus tôt. La situation ne se modifia pas plus au point de vue intellectuel qu'au point de vue physique. Il y avait près d'un an que le jeune Dav... occupait un lit de ma salle Saint-Augustin, quand il me parut prudent de ne pas prolonger davantage son séjour à l'hôpital. Je pensai que l'air de la campagne lui serait favorable, et je le fis partir pour Forges. Cet établissement n'est pas destiné aux enfants de cette catégorie et je ne l'y aurais pas fait admettre s'il ne m'avait semblé démontré qu'un être aussi peu turbulent et aussi silencieux que celui-ci ne saurait devenir nuisible à ses compagnons. Il resta dans cette localité pendant dix mois et l'on n'eut pas à se plaindre de sa présence; on le fit presque chaque jour aller au jardin, ce qui prouve qu'il était devenu plus vigoureux que par le passé. Il n'aurait pas quitté cet asile dont l'influence très bienfaisante n'était pas douteuse, sans le désir que j'éprouvais de le revoir et de me rendre compte de son état actuel. En le faisant revenir, je comptais le renvoyer bientôt dans le même pays; son retour dans mon service s'est effectué dans le courant de février; mais il n'y séjournera, suivant toute probabilité, que peu de semaines.

Nous retrouvons aujourd'hui, grandi et fortifié physiquement, le jeune garçon que nous avions perdu de vue pendant une année. Sa physionomie continue à être symétrique, elle ne manque pas d'animation; son expression est plutôt gaie que mélancolique. Le nystagmus des paupières et du globe de l'œil existe encore, mais d'une façon moins accentuée que précédemment. Les pupilles sont régulières, pareilles l'une à l'autre, et se rétrécissent sous l'influence d'une lumière vive.

Les dents sont noircies pour la plupart et leur disposition est plus défectueuse qu'autrefois; on ne découvre aucune anomalie de la voûte ou du voile du palais. Le malade n'est pas sourd, il comprend évidemment la plupart des questions qu'on lui adresse; mais il parle toujours très difficilement, dit son nom et son âge avec peine et peu clairement, et compte jusqu'à vingt sans se tromper, mais lentement et en scandant tous ses mots, dans lesquels on ne reconnaît les différents chiffres que d'une façon très confuse. Abandonnés à eux-mêmes, les membres supérieurs restent immobiles et beaucoup de mouvements peuvent être faits sans que des oscillations involontaires se produisent. Mais, si l'on veut que des déplacements étendus ou compliqués soient exécutés, ou si l'on tient les mains élevées au-dessus de la tête sans qu'elles soient soutenues, si on leur fait supporter un fardeau un peu considérable, on voit le tremblement survenir assez vite. Cependant le jeune Dav... boit et mange presque toujours tout seul, assez proprement, si on lui coupe sa viande et son pain en petits morceaux. Lorsqu'il est couché, ses membres inférieurs sont étendus parallèlement l'un à l'autre sans raideur et dans une immobilité absolue. Si l'un des pieds s'écarte du lit pour venir toucher un objet placé à quelque distance, le mouvement se fait brusquement et sans que l'enfant soit à même de modérer et de coordonner ses contractions musculaires d'une façon normale; l'objet n'est atteint qu'après plusieurs tentatives infructueuses. Il est très difficile de fléchir la jambe sur la cuisse; les réflexes rotuliens sont conservés ou même légèrement exagérés, et l'on produit assez facilement le phénomène connu sous le nom de trépidation épileptoïde. La notion de la température, du contact, de la piqûre, des pincements, paraît être accrue plutôt que diminuée, sans qu'il y ait d'hyperesthésie ou d'hyperalgésie circonscrites à certaines portions du tégument. Le malade est également sensible aux courants intermittents, mais sans que le passage du courant semble lui être désagréable.

Lorsqu'il se lève, il marche exactement comme il marchait il y a un an. Ses pieds s'écartent l'un de l'autre de dix à quinze centimètres ; ils se détachent du sol avec peine, puis viennent le frapper assez fortement par le talon seul avant de s'appliquer en entier sur le plan qui les soutient. Chaque pas se fait avec hésitation, mais le plus souvent sans que les membres s'enchevêtrent l'un dans l'autre. Pendant la marche, le haut du corps est agité d'une sorte de mouvement de va-et-vient, tantôt d'arrière en avant, tantôt dans le sens latéral ; les mains se portent instinctivement à gauche et à droite, comme pour saisir un point d'appui. L'enfant résiste énergiquement aux pressions faites de haut en bas sur ses épaules. Il porte sur son dos, mais avec plus de difficulté encore qu'autrefois, un de ses voisins de salle âgé de trois ou quatre ans. Si, à l'aide d'une main ou d'un mouchoir placé devant ses yeux, on l'empêche de voir, sa façon de marcher est complètement incohérente. Il ne s'avance alors qu'en tremblant et tombe quelquefois ; il devient en outre absolument incapable de supporter un fardeau sur sa région dorsale, et d'empêcher qu'on le force à fléchir les membres inférieurs, puis à incliner le tronc en avant quand on s'appuie sur ses épaules.

Les fonctions de la vie végétative se font comme précédemment avec régularité ; le jeune malade est vorace et digère sans peine. Habituellement constipé, il n'expulse involontairement que par exception l'urine ou les matières fécales. Jamais on ne l'entend tousser et le murmure respiratoire est normal sur tous les points du thorax. Son pouls est régulier et d'une fréquence moyenne : on ne découvre aucun bruit morbide à la région précordiale. Le caractère de ce petit garçon est toujours très tranquille ; il garde presque constamment le silence, semble satisfait d'être mis à l'air, ne cherche pas querelle à ses voisins et dort paisiblement pendant la nuit. Rien n'indique qu'il éprouve quelque douleur habituelle ou même passagère ; on n'a jamais observé chez lui, depuis son retour de la campagne, de contractures ni de mouvements convulsifs. Les mains ont autant de force l'une que l'autre et serrent bien les objets qu'on place du côté de leur face palmaire.

L'état pathologique, dont je viens d'exposer les symptômes et qui n'a que fort peu changé depuis deux ans, se rapproche, sous bien des rapports, de l'ataxie locomotrice des adultes, mais s'en éloigne par des points essentiels. On peut l'assimiler à une catégorie de faits réunis sous le nom de maladie de Friedreich, qui en a étudié un certain nombre depuis vingt ans, ou d'ataxie héréditaire, parce qu'on les a le plus souvent rencontrés chez plusieurs enfants d'une même famille, et parce que les individus affectés descendent habituellement de parents atteints d'épilepsie, d'hystérie ou d'une autre maladie nerveuse. Cette ataxie infantile a, comme celle de l'adulte, son siège anatomique dans les cordons postérieurs de la moelle que, d'après les recherches de Schultze, elle envahit de bas en haut, elle ressemble à la fois à la sclérose en plaques et à la maladie caractérisée par l'irrégularité particulière de la locomotion que Duchenne, de Boulogne, a si bien décrite. On retrouve justement, chez notre malade, comme chez ceux qu'ont observés Friedreich, le professeur Charcot et quelques autres pathologistes, des particularités séméiologiques qui appartiennent à l'une et à l'autre de ces deux affections.

Nous avons rencontré chez le jeune Dav... cette variété de tremblement décrite sous le nom de tremblement intentionnel et qui, n'existant pas à l'état d'inaction, se produit dès qu'un déplacement s'effectue pour qu'un acte déterminé s'accomplisse. Les oscillations sont alors d'autant plus fortes que le malade est plus près d'atteindre son but, et c'est ce qui a constamment lieu chez l'enfant en question, dont la tête, habituellement immobile, s'agite quelquefois quand il cherche à répondre à des questions difficiles, ou quand il est intimidé par la présence de plusieurs personnes qui l'examinent. Dans le cas actuel nous ne savons pas s'il y a des vertiges, et nous n'avons jamais constaté de crises convulsives ou apoplectiques, comme chez les individus affectés de sclérose en plaques ; au contraire, les troubles de la parole qui caractérisent cette maladie existent ici de la façon la plus nette. Les quelques mots que le petit garçon peut prononcer sont articulés lentement, avec peine, mais sans qu'il y ait de bégaiement comme dans la paralysie générale progressive. Nous rencontrons également ici les troubles de l'appareil de la vision, sur lesquels on a souvent insisté à propos de la sclérose disséminée. Les paupières et le globe de l'œil lui-même sont presque continuellement en mouvement, et le regard, habituellement vague, ne devient fixe que par exception et pour très peu de temps. Enfin, les mouvements réflexes de l'iris produits par l'impression de la lumière ne sont pas abolis. Il y a, à l'état de repos, un myosis modéré chez notre petit malade dont les deux orifices pupillaires sont égaux et réguliers. Ce myosis augmente notablement sous l'influence d'une vive clarté : à ce point de vue, il y a donc spasme et non paralysie.

A côté de ces phénomènes attribués d'habitude à l'hyperplasie diffuse de la gangue conjonctive ou névroglie, qui s'étend plus tard aux éléments nerveux eux-mêmes de la moelle, du bulbe ou de l'encéphale, nous en rencontrons, chez le jeune Dav..., d'autres non moins importants qui appartiennent bien plutôt à la transformation scléreuse dite systématique des cordons médullaires postérieurs. C'est à ce titre que nous devons signaler l'incoordination motrice qui s'accroît par l'occlusion des yeux pendant la marche ; l'énergie musculaire exagérée en vertu de laquelle certains déplacements s'effectuent, sans que la volonté puisse intervenir pour les modérer et les régulariser, la vigueur encore assez grande que le malade a conservée pour supporter, sur son axe spinal, des pressions ou des fardeaux considérables relativement à son âge, et dont il est totalement privé dès qu'il n'y voit plus clair. Nous sommes donc en face d'un état intermédiaire qui rappelle, par quelques traits de sa physionomie, la sclérose en plaques et, par d'autres, l'ataxie locomotrice progressive. L'interprétation de ce fait ne saurait rester douteuse à mon avis ; il s'agit bien d'un nouveau cas de maladie de Friedreich et, sur ce point d'ailleurs, le jugement de plusieurs observateurs compétents est venu confirmer ma propre appréciation.

Comme dans la plupart des observations précédentes, l'anesthésie ou l'hyperesthésie circonscrites à certaines régions font défaut chez le petit Dav... ; il ne présente aucune perturbation sérieuse du côté de la vessie ou de l'estomac, aucun trouble trophique, aucune altération des os, des articulations ou de la peau. Enfin, il n'y a jamais eu chez lui de douleurs fulgurantes ; il est vrai qu'on ne peut nier catégoriquement l'existence de ce symptôme, car l'enfant est incapable de rendre exactement compte de ses sensations ; toutefois il est permis de supposer qu'il ne souffre pas ou qu'il souffre peu, car il ne fait jamais entendre de cris, ni de gémissements, et sa physionomie, souvent souriante, n'est jamais troublée par aucune contorsion.

Nous ne pouvons nous appuyer ici, au point de vue étiologique, sur des conditions spéciales d'hérédité. Le jeune malade est le seul de sa famille qui présente les troubles particuliers de la locomotion qu'habituellement, jusqu'à ce jour, on a rencontrés chez plusieurs jeunes sujets sortis d'une même souche. Mais les enfants dont il est le frère sont moins âgés que lui ; il peut donc se faire qu'ils présentent plus tard des symptômes analogues à ceux qu'on découvre chez lui, et il ne faut pas oublier que l'ataxie héréditaire débute d'ordinaire pendant les derniers stades de la période infantile. J'ai pu constater, par un examen récent, que la sœur du petit Dav... est encore fort arriérée au point de vue intellectuel et parle difficilement; de plus, j'ai appris qu'une seconde petite fille, âgée d'un an à peine, est morte récemment à la suite de symptômes convulsifs. Nous sommes donc autorisé à croire ici à une prédisposition spéciale aux affections du système nerveux, et je ne suis pas persuadé, d'ailleurs, que les parents de notre malade aient été complètement sincères, relativement à leurs assertions sur leur propre santé antérieure et sur celle de leurs ascendants.

Je doute fort que la guérison soit possible dans une maladie de Friedreich, car tout semble indiquer, d'après la plupart des faits étudiés jusqu'ici, que sa marche est fatalement progressive. Toutefois, rien ne prouve que les lésions des centres nerveux, dont dépend l'ensemble complexe que je viens de décrire, ne puissent disparaître partiellement ou, tout au moins, être enrayées pendant longtemps, et il vaut mieux chercher à lutter contre le mal que se déclarer, de prime abord, incapable de l'atténuer. Il est vrai que, pour avoir quelques chances de succès, il faudrait vraisemblablement commencer le traitement à une date peu éloignée du début, et, dans le fait actuel, trois ou quatre ans se sont écoulés avant qu'aucune thérapeutique eût été tentée. Le pronostic doit donc être considéré comme fort triste relativement au pauvre enfant dont il vient d'être question. Il est improbable qu'il vive plus de quelques années ; car son existence sera abrégée, suivant toute apparence, par quelque affection intercurrente ou par l'aggravation de son état actuel. Il deviendra, tôt ou tard, complètement impotent, sera condamné à l'immobilité continuelle, et son intelligence s'éteindra au lieu de se développer.

Mais il pourrait en être autrement vis-à-vis d'un jeune sujet qu'on soignerait en temps utile, et il me semble, qu'en pareille circonstance, on devra toujours se hâter d'agir sur les lésions spinales par les frictions iodées ou mercurielles, les pointes de feu, les ventouses scarifiées ou sèches, appliquées au voisinage des apophyses épineuses et qu'on remplacera plus tard par les douches tièdes ou froides, les bains sulfureux et l'électricité statique. A ce traitement local on joindra l'usage des modificateurs généraux, des toniques, du séjour prolongé à la campagne, de l'exercice modéré, quand la marche sera possible dans une certaine limite. Enfin, on s'efforcera de combattre les troubles de la parole par une éducation particulière, à l'aide de laquelle on cherchera non seulement à faire articuler nettement des mots, puis des phrases, mais à tirer l'intellect de sa torpeur et à l'amener insensiblement à fonctionner d'une façon moins imparfaite. Un long et patient apprentissage sera nécessaire pour apprendre à cet enfant ataxique à marcher seul comme pour le faire parler. Mais, quoique le résultat soit fort douteux, quand il s'agit de cas semblables à celui que nous avons sous les yeux, on doit toujours essayer de l'atteindre et rien n'autorise, à mon sens, le médecin à rester dans une inaction absolue vis-à-vis d'une maladie de ce genre.

PARIS. — IMP. V. GOUPY ET JOURDAN, RUE DE RENNES, 71

www.ingramcontent.com/pod-product-compliance
Ingram Content Group UK Ltd.
Pitfield, Milton Keynes, MK11 3LW, UK
UKHW021018220726
13924UKWH00001B/59